HAYFA BERGAOUI
Yessinne Belhaj Taher
IMEN GHADHAB

Gravidez e parto na adolescência

HAYFA BERGAOUI
Yessinne Belhaj Taher
IMEN GHADHAB

Gravidez e parto na adolescência

ScienciaScripts

Cover image: www.ingimage.com

This book is a translation from the original published under ISBN 978-620-6-71209-1.

Publisher:
Sciencia Scripts
is a trademark of
Dodo Books Indian Ocean Ltd. and OmniScriptum S.R.L publishing group

120 High Road, East Finchley, London, N2 9ED, United Kingdom
Str. Armeneasca 28/1, office 1, Chisinau MD-2012, Republic of Moldova, Europe
Printed at: see last page
ISBN: 978-620-8-26851-0

ÍNDICE

INTRODUÇÃO

Para cada indivíduo, a adolescência e a maternidade são períodos de transição entre o mundo da infância e o dos adultos, entre o mundo das mulheres e o das mães [1]. A Organização Mundial de Saúde define a adolescência como o período compreendido entre os 10 e os 19 anos [2]. [2] Para os psicólogos, a definição de adolescência continua a ser imprecisa no que respeita aos limites cronológicos. É marcada pelo aparecimento de mudanças físicas (desenvolvimento de caraterísticas sexuais secundárias e aquisição da capacidade de procriar); não há coincidência entre as mudanças físicas e psicológicas, sendo que estas últimas se estendem muito para além da puberdade "física" [3]. Neste contexto, a OMS estimou que, em 2012, cerca de 16 milhões de raparigas com idades compreendidas entre os 15 e os 19 anos deram à luz um filho por ano, e que estas gravidezes são mais frequentes entre as adolescentes das populações pobres, pouco escolarizadas ou rurais [4], tendo sido tiradas conclusões contraditórias sobre o assunto [5]. Alguns estudos consideram que estas gravidezes apresentam um risco elevado de complicações maternas, obstétricas, psicológicas e neonatais, e que necessitam de medidas preventivas eficazes [5-6-7]. Na Tunísia, este fenómeno não nos preocupa e as gravidezes levadas a termo em adolescentes continuam a ser frequentes nas nossas maternidades. Num ambiente dominado pela imaturidade, pela irresponsabilidade, pelas más condições socioeconómicas e, por vezes, pela ilegitimidade da gravidez, o prognóstico da feto-adolescente é muito mau. A vida materna pode ser ensombrada [8]. O nosso trabalho propõe-se estudar este fenómeno em 72 raparigas adolescentes com menos de 20 anos que deram à luz na maternidade e no centro de neonatologia de Monastir durante o ano de 2022.

1. Estudar as caraterísticas sócio-económicas e culturais destes adolescentes
2. Avaliação da qualidade da vigilância pré-natal da gravidez
3. Estudar a gravidez e o parto na adolescência

Avaliar o prognóstico materno-fetal e comparar os nossos resultados com os citados na literatura

MATERIAIS E MÉTODOS

Trata-se de um estudo descritivo retrospetivo baseado nos registos obstétricos e médicos e nos relatórios operatórios relativos a 72 pacientes com menos de 20 anos num total de 4487 partos realizados na maternidade e no centro de neonatologia de Monastir entre 1 de janeiro e 31 de dezembro de 2022. A nossa escolha do limite de idade de 19 anos foi orientada pela definição de adolescência da OMS. Incluímos todas as adolescentes que deram à luz após 22 semanas de amenorreia (SA).

I-Fontes de informação

Pesquisámos os registos de nascimento de mulheres com menos de 20 anos durante o período do estudo:

- Registos médicos e obstétricos da maternidade
- Registos de maternidade
- Relatórios cirúrgicos

II- ficha de informação

Foi preenchida uma ficha de estudo para cada parturiente e cada recém-nascido (**ver anexo).**

III-Estudo statistics

O estudo estatístico e a análise dos dados foram efectuados com recurso ao SPSS versão 13.0.

RESULTADOS

I-Frequência

Durante o período de estudo, de 1 de janeiro a 31 de dezembro de 2022, registámos 72 raparigas adolescentes com menos de 20 anos que deram à luz na maternidade e no centro de neonatologia de Monastir, num total de 4487 partos, ou seja, uma frequência de 1,6%.

II- CARACTERÍSTICAS EPIDEMIOLÓGICAS DOS ADOLESCENTES

1- Idade

Estudámos a distribuição etária das mães adolescentes. Na nossa casuística, a idade das mães adolescentes variou entre os 15 e os 19 anos, sendo que a maioria tinha 19 anos (71,83%), com uma média de idades de 18,6

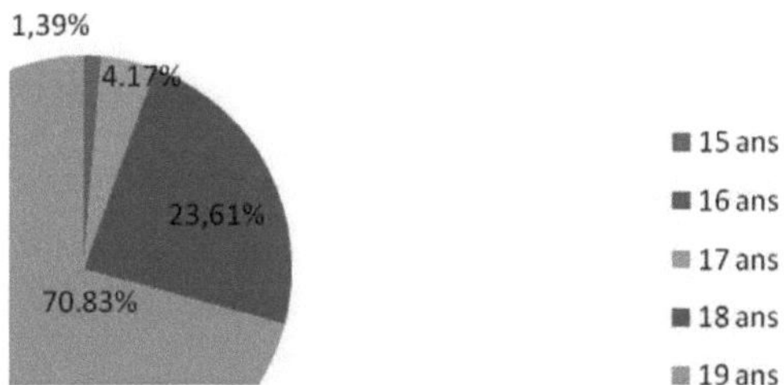

Figura 1: Distribuição das raparigas adolescentes por idade.

2- Origem geográfica

As adolescentes que deram à luz na nossa maternidade provêm principalmente da província de Monastir (82%), a maioria da delegação de Moknine (18%) e 18% de outras províncias.

Quadro 1: Repartição das raparigas adolescentes por origem geográfica.

Origem	Força de trabalho	percentagem
Cidade de Monastir	8	11,11%
Touza	1	1,39%
Ksar hellal	2	2,78%
Moknine	13	18,06%
Teboulba	5	6,94%
Bouhjar	1	1,39%
Khniss	2	2,78%
Werdanine	5	6,94%
Manzel Ennour	8	11,11%
Sidi bannour	1	1,39%
Tarifas Manzel	1	1,39%
Msaken	1	1,39%
Swessi	1	1,39%
Jemmal	5	6,94%
Zeramdine	5	6,94%
Outras províncias	13	18,06%
TOTAL	72	100,00%

3- Nível de ensino

Os adolescentes com ensino secundário representavam 72,22% e os com ensino primário 27,78%. Nenhum adolescente tinha concluído o ensino superior. Não se registaram casos de analfabetismo.

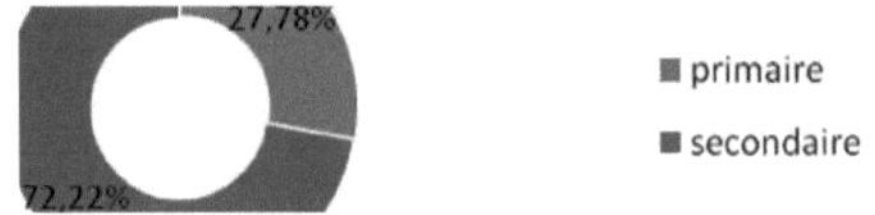

Figura 2: Distribuição das raparigas adolescentes por nível de escolaridade.

4- Estado civil

Das 72 raparigas adolescentes, 69 eram casadas, o que corresponde a uma taxa de 95,83%, e 3 eram solteiras, o que representa 4,17% da população total estudada.

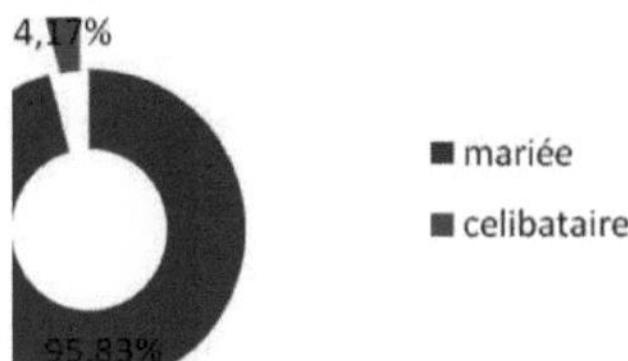

Figura 3: Distribuição das raparigas adolescentes por estado civil.

5- Profissão

77,78% das raparigas adolescentes não têm profissão, contra 20,83% que são operárias e 1 estudante (1,39%).

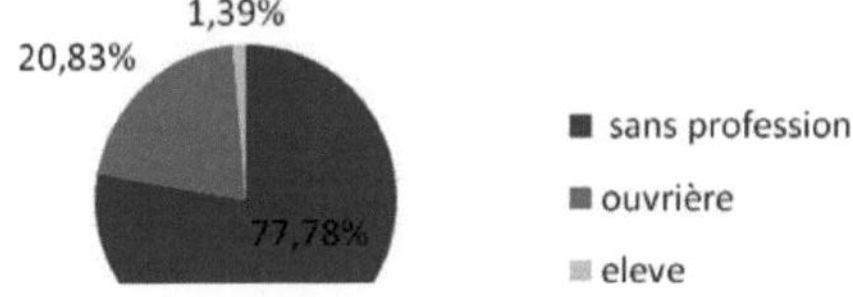

Figura 4: Distribuição das raparigas adolescentes por profissão.

6- Nível socioeconómico

A maioria das adolescentes provinha de um meio socioeconómico baixo, 37,5% de um meio socioeconómico médio e 5,56% de um meio socioeconómico alto.

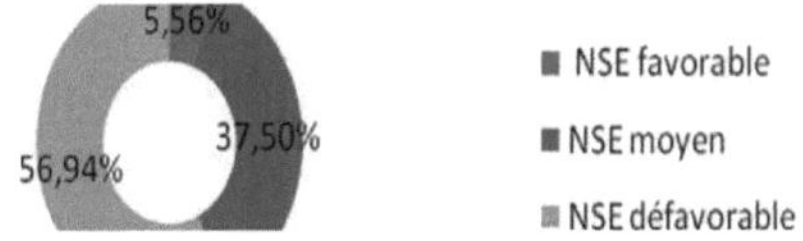

Figura 5: Distribuição das raparigas adolescentes por nível socioeconómico.

7- Gestão-particular

Gestão

A média de Gestité foi de 1,24. As raparigas adolescentes incluíam :

Parturiente casada, 19 anos, segundo gesto, primípara, em processo de aborto.

Parturiente solteira de 19 anos, 3º gesto, primípara, tendo sofrido 2 abortos.

Parturiente casada de 19 anos, 4.º procedimento, tendo a segunda parte sido submetida a 2 abortos

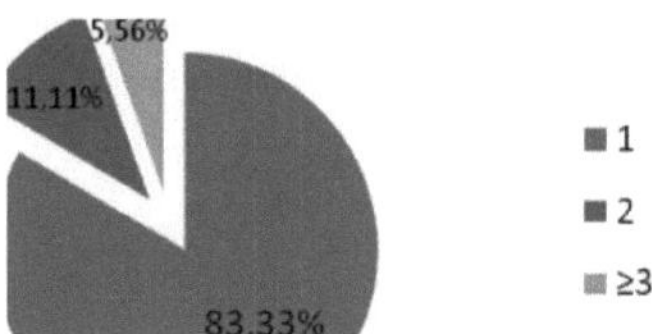

Figura6: Distribuição dos adolescentes por género.

Paridade

A paridade média foi de 1,09; dos 72 partos, 65 foram primíparas e 7 foram segundas parturientes.

Figura 7: Distribuição das raparigas adolescentes por paridade.

Gravidez múltipla

Na nossa série, houve apenas uma gravidez gemelar, que foi uma gravidez mono-coriónica bi-amniótica.

8- História

a. Historial médico

Na população estudada, algumas adolescentes tinham os seguintes antecedentes médicos: anemia, diabetes. Febre reumática, doença cardíaca (CIV infundibular, insuficiência cardíaca).

Tabela 2: Historial médico pessoal da população em estudo.

		Força de trabalho	Percentagem
Patologia	Anemia	2	2.78%
	VCI infundibular	1	1.39%
	Insuficiência cardíaca	1	1.39%
	RAA	1	1.39%
	Diabetes	1	1.39%
	Esteatose hepática	1	1,39%
	Sem patologia	65	90.27%

b. História cirúrgica

Na nossa amostra, foram efectuadas apenas 4 apendicectomias.

Tabela 3: Antecedentes cirúrgicos.

	Trabalhadores	Percentagem
Apendicectomia	4	5.56%
Sem intervenção	68	94.44%

c. História ginecológica

O aborto foi a história ginecológica mais frequente: 6,94%. 80,56% das adolescentes não tinham antecedentes patológicos assinaláveis.

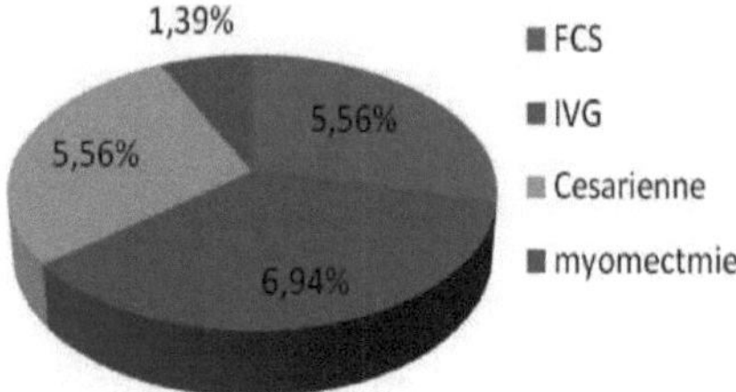

Figura 8: Distribuição das adolescentes por antecedentes ginecológicos.

Dos 72 adolescentes, apenas 3 tinham utilizado um método contracetivo pelo menos uma vez (a pílula), em comparação com 69 que nunca tinham tentado contraceção.

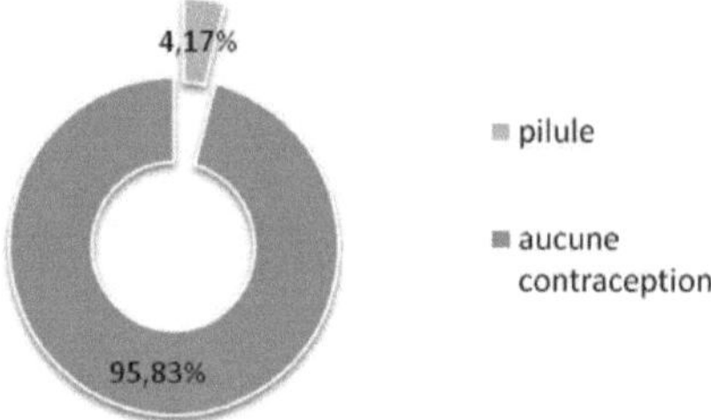

Figura 9: Taxas de utilização de contraceptivos.

10- O spawner

Na nossa série, a idade média do progenitor foi de 29,5 anos, com extremos de 20 a 38 anos. A diferença média de idade entre o pai e a mãe foi de 9,7 anos, com extremos de 1 a 19 anos.

Idade do pai

Idade média	Idade mínima	Idade máxima
29,5 anos de idade	20 anos	38 anos de idade

Diferença de idade entre o pai e a mãe

Diferença de idade média	Diferença mínima	Diferença máxima
9,7 anos	1	19

III- Gravidez

1- Monitorização pré-natal da gravidez

19,44% das adolescentes não tiveram o número recomendado de ANC na Tunísia (5 ANC) contra 80,56% que tiveram uma gravidez monitorizada regularmente.

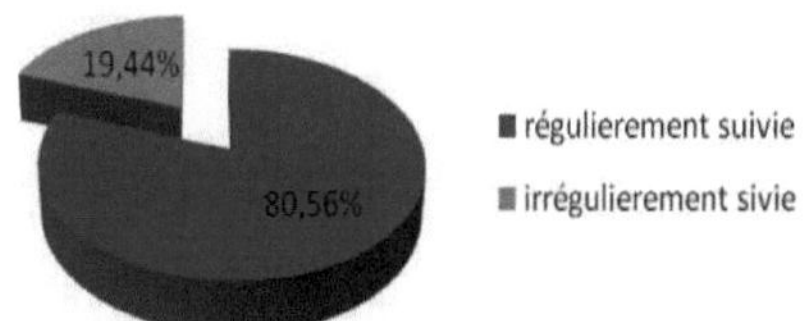

Figura 10: Distribuição das raparigas adolescentes por acompanhamento pré-natal da gravidez.

2- Termo da gravidez em parto

É difícil reconhecer o início da gravidez em 3% das adolescentes casadas que não sabem a data da sua última menstruação - foi utilizada a data aproximada da ecografia. O estudo do termo da gravidez no momento do parto revelou :

9 partos prematuros 55 partos de termo

7 partos tardios 1 parto fora de prazo

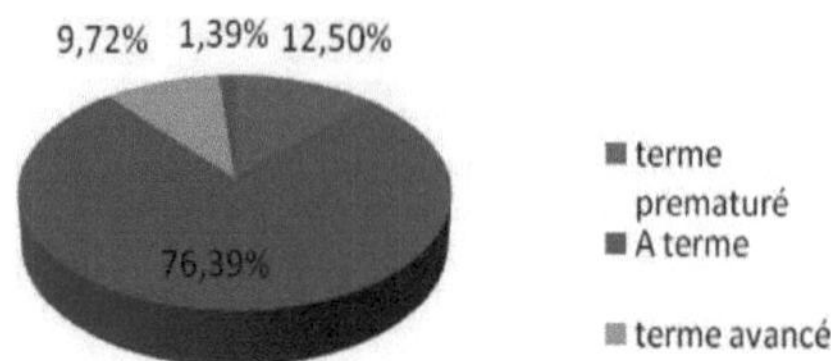

Figura 11: Repartição das entregas por prazo.

3- Possível patologia da gravidez

A análise das patologias relacionadas com a gravidez mostra que a rutura prematura das membranas é o incidente mais frequente durante a gravidez, com uma taxa de 30,56%. A anemia é também frequente, com uma taxa de 26,39%, e trata-se geralmente de uma anemia pré-existente que se agravou durante a gravidez.

Quadro 4: Doenças relacionadas com a gravidez.

	Trabalhadores	Percentagem
Vómitos relacionados com a gravidez	2	2,78%
Anemia	19	26,39%
Trombocitopenia	2	2,78%
Malformação	1	1,39%
NAP	3	4,17%
Diabetes gestacional	7	9,72%
Toxemia da gravidez	3	4,17%
RPM	22	30,56%
MAPA	10	13,89%
Anomalia do líquido amniótico	10	13,89%
RCIU	5	6,94%
Macrossomia	4	5,56%
Tempo limite excedido	9	12,50%

4- Trabalho de parto e parto

a. Apresentações

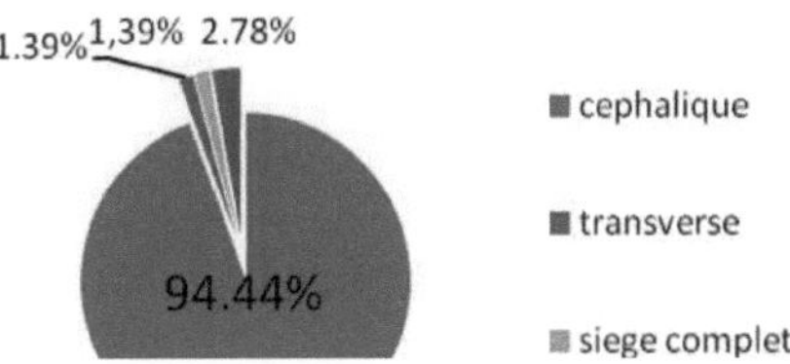

Figura 12: Apresentações observadas em raparigas adolescentes.

Verificamos que a apresentação cefálica do vértice é a mais frequente, com uma taxa de 94,44%, a frequência de apresentação pélvica é de 4,17% (1 pélvica completa + 2 pélvicas incompletas), verificámos também uma apresentação transversal em 1,39%.

b. Trabalhos em curso

- Como começar a trabalhar

De um total de 66 parturientes para as quais a via vaginal foi aceite, o parto foi induzido artificialmente em 11 adolescentes.

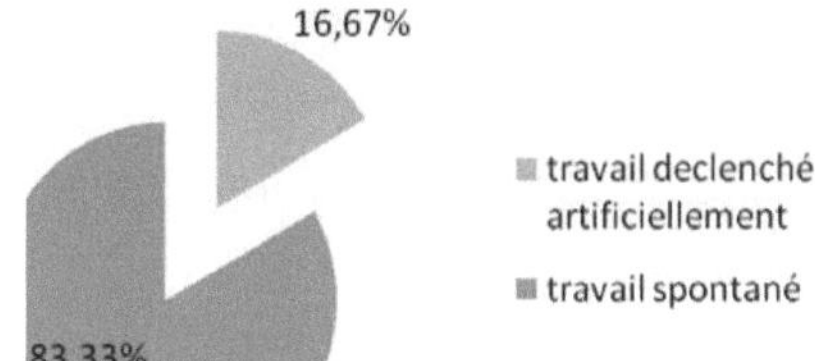

Figura 13: Procedimentos de entrada no trabalho.

- Indicações para a indução do parto

O parto foi induzido por um gel endocervical para :

- RCIU: 1 caso

- Diabetes gestacional: 1 caso

- Toxicidade gravídica mal equilibrada: 1 caso

- Ultrapassagem do prazo: 1 caso

- RPM >12 h: 4 casos

Trabalho de parto induzido por cytotec para RPM com bispo desfavorável: 2 casos

A ocitocina foi utilizada nos casos de RPM: 4 casos

c. Total de horas de trabalho

Quadro 5: Horário de trabalho das raparigas adolescentes.

	Mínimo	Máximo	Média
Total de horas de trabalho	2 horas	20 horas	8.46 horas

O tempo médio total de trabalho é de 8h.46min, com extremos de 2 horas e 20 horas.

d. Complicação do trabalho

- Distocias dinâmicas e mecânicas

Entre as parturientes para as quais a via vaginal foi aceite: 7 adolescentes apresentaram distócia dinâmica
apenas 1 adolescente apresentou distócia mecânica

- SFA

Observámos uma taxa de 20% de SFA, esta anomalia é suspeitada na presença de líquido amniótico corado e é objectivada por alterações do BDC no registo da RCF.

e. Método de entrega

Estas jovens mães incluem :

56 deram à luz por parto vaginal espontâneo 2 deram à luz por parto vaginal instrumental 6 deram à luz por cesariana a frio
8 por cesariana de emergência

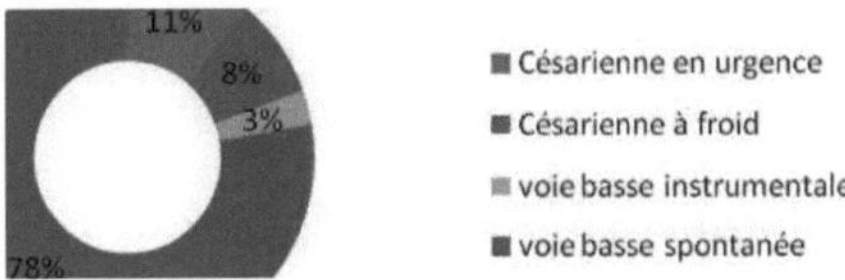

Figura 14: Distribuição dos adolescentes por tipo de parto.

Tabela 6: Distribuição das adolescentes segundo a indicação de cesariana.

Indicações para a cesariana		Trabalhadores	%
Cesariana profiláctica	gravidez de gémeos+termo avançado+bispo desfavorável	1	7,1%
	apresentação do assento+primipare	2	14,3%
	macrossomia franca	1	7,1%
	útero cicatrizado + cicatriz recente	1	7,1%
	toxemia da gravidez	1	7,1%
Cesariana de emergência	Útero cicatrizado + cicatriz recente em trabalho	1	7,1%
	insuficiência cardíaca no parto	1	7,1%
	corioamniotite	1	7,1%
	RPM+ falha de disparo	1	7,1%
	Patologia da RCF	2	14,3%
	procidência da mão	1	7,1%
	reprovação no teste de trabalho+RCF patológico	1	7,1%

f. Lesões do períneo

- Taxa de episiotomia

Das 58 adolescentes que deram à luz por via vaginal, 56 tiveram uma episiotomia, uma taxa de quase 97%. Apenas 2 deram à luz sem episiotomia.

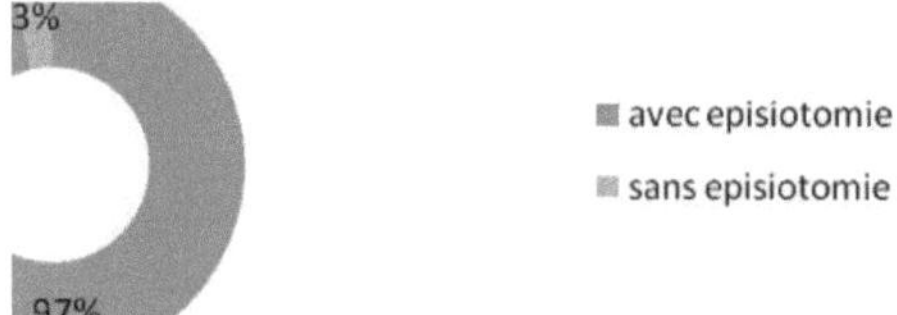

Figura 15: Taxa de episiotomia.

- Lacerações perineais

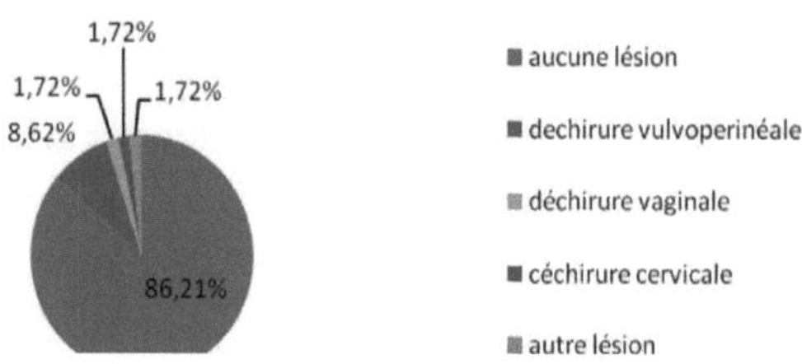

Figura 16: Lacerações vulvovaginais e perineais durante o parto.

- Episiotomia-lágrima

3% das adolescentes que foram submetidas a uma episiotomia sofreram uma laceração vulvoperineal, 3% uma laceração vaginal, 1% uma laceração cervical e 1% uma laceração ureteral. Dos 2 partos sem episiotomia, um teve duas lacerações, uma vulvoperineal e outra vaginal. Este facto pode estar intimamente relacionado com a falta de preparação para o parto, devido à ignorância e à falta de recursos para os mais desfavorecidos.

5- Entrega

Método de entrega

Registaram-se dois casos de parto incompleto que exigiram parto artificial e revisão uterina. Dos 72 casos, 8 casos de hemorragia no período pós-fragmento imediato considerados de gravidade moderada, 7 dos quais associados a atonia uterina e bem controlados por infusão de ocitocina (syntocinon, nalador) e massagem uterina, e uma hemorragia por retenção de placenta controlada por parto artificial.

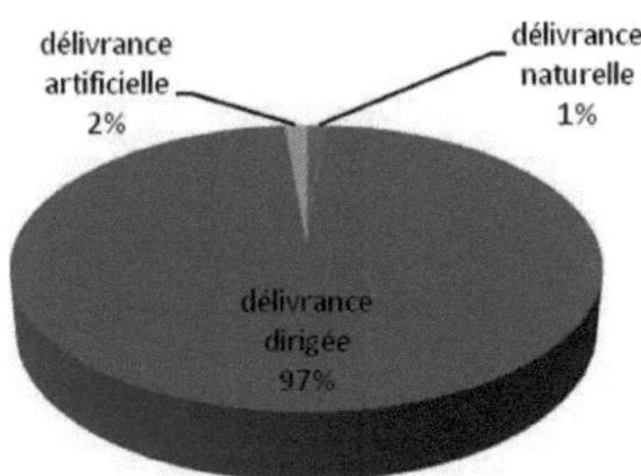

Figura 17: Modo de entrega.

6- Cuidados posteriores

Duração do internamento hospitalar

A duração média do internamento hospitalar após um parto vaginal foi de 2,09 dias e de 3 dias no caso de uma cesariana, ou seja, uma duração média de 2,3 dias independentemente do método de parto.

Morbilidade materna

69% das adolescentes que deram à luz no nosso serviço tiveram problemas pós-natais simples. 31% (22) das adolescentes tiveram complicações pós-parto.

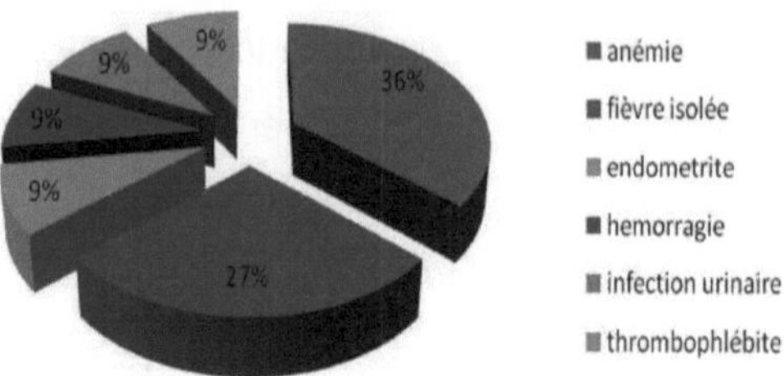

Figura18: Distribuição das adolescentes de acordo com as complicações após o parto.

A complicação mais frequente foi o agravamento da anemia, na maioria das vezes pré-existente durante a gravidez. Registou-se um total de 8 casos de anemia: 1 caso de anemia moderada, 4 casos de anemia grave controlados por tratamento com venofer ou por transfusão de sangue. A segunda complicação foi uma febre isolada (6 adolescentes) em que as doentes foram colocadas em ATB. Registaram-se dois casos de hemorragia pós-parto, um dos quais recorrente, causado por atonia uterina, tendo a doente sido medicada com nalador, com um desfecho favorável. No outro caso, a revisão uterina revelou coágulos sanguíneos, pelo que a hemorragia foi controlada com revisão simples e massagem uterina. Foram identificadas outras complicações (2 casos de endometrite, uma das quais hemorrágica), 2 infecções do trato urinário, 2 casos de trombose do membro superior em que as doentes foram medicadas com syntron.

IV. Recém-nascido adolescente

1. Género de a criança

A predominância do sexo masculino foi de 58%.

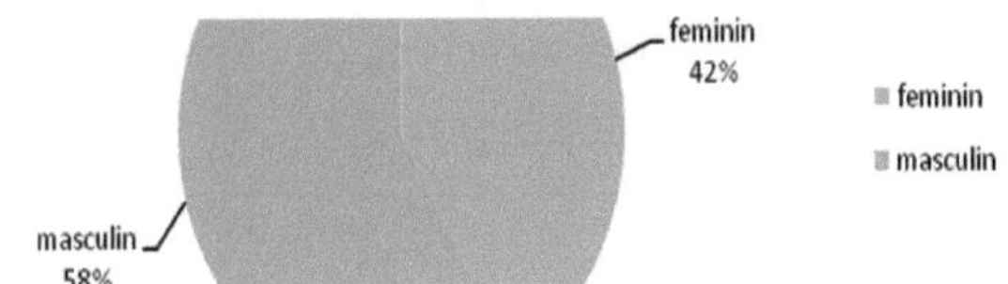

Figura 19: Distribuição dos recém-nascidos por sexo.

2. Peso à nascença

Os recém-nascidos com peso inferior a 2500g são considerados de baixo peso à nascença e os que pesam menos de 1500g são considerados de muito baixo peso à nascença, segundo a OMS. O peso médio dos recém-nascidos de mães adolescentes é de 3271,53g, com extremos de 720g e 4875g.

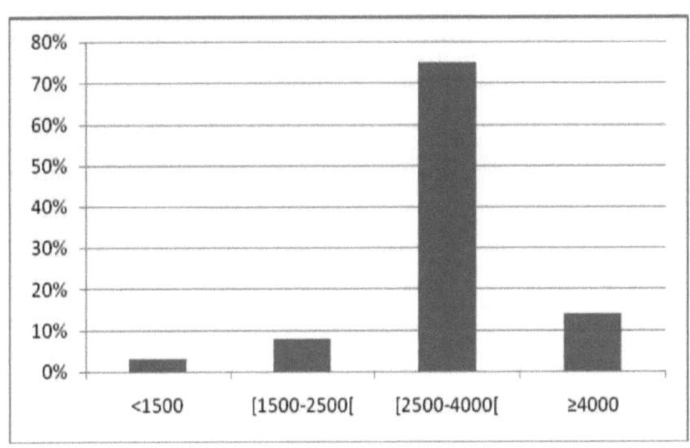

Figura 20: Distribuição dos recém-nascidos de acordo com o peso à nascença.

3. Pontuação APGAR

Estudámos o índice de Apgar no primeiro, quinto e décimo minuto de vida nos recém-nascidos de raparigas adolescentes

Tabela 7: Distribuição dos recém-nascidos de acordo com a pontuação de APGAR.

Pontuação de Apgar	M1	M5	M10
[0-3]	2	2	2
[4-6]	5	0	0
[7-10]	65	70	70

A morbilidade neonatal (índice de Apgar <7 no M1 de vida) é elevada, tendo sido revelados 7 casos com índice de Apgar <7 no primeiro minuto, com um nado-morto e um neonato em estado de morte aparente.

4. Reanimação de recém-nascidos

A reanimação ligeira foi utilizada em 18% dos recém-nascidos, enquanto a reanimação pesada (ventilação, entubação, transferência para a unidade de cuidados intensivos neonatais) foi necessária em 6% dos casos.

Reanimação	Trabalhadores	%
Ausente	55	76%
Ligeiro	13	18%
Pesado	4	6%

5. Transferência para neonatologia

Dos 73 recém-nascidos, 16 foram transferidos para a neonatologia após o nascimento.

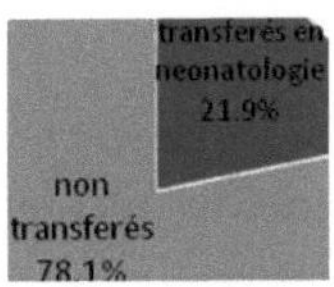

Figura 21: Distribuição dos recém-nascidos por transferência para o serviço de neonatologia.

- Indicações para a transferência para a neonatologia

Tabela 8: Indicações para transferência para a neonatologia de recém-nascidos de mães adolescentes.

Indicação	Trabalhadores	percentagem
SFA	4	25,00%
IFM	3	18,75%
DRA	3	18,75%
Prematuridade	2	12,50%
Malformação	2	12,50%
DN	1	6,25%
hipertrofia fetal	1	6,25%

6. Anomalias fetais

Foram detectadas as seguintes anomalias em 3 recém-nascidos

- Malformação cardíaca conhecida durante a gravidez
- Choanes imperméables
- Criptorquidia

7. Mortalidade perinatal

Na nossa série, registámos 2 casos de mortalidade perinatal em bebés muito prematuros.

V. Amamentação

Após a exclusão de 2 parturientes que tiveram o seu fornecimento de leite inibido pelo DOSTINEX após a morte dos seus filhos. 32 mães praticaram o aleitamento misto, contra 30 que preferiram o aleitamento exclusivo e 8 que optaram pelo aleitamento artificial.

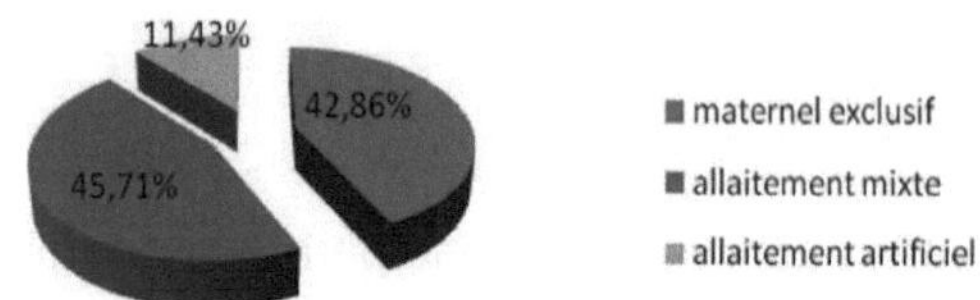

Figura 22: Amamentação de recém-nascidos.

DISCUSSÃO

I. Frequência: incidência

De [1] de janeiro a 31 de dezembro de 2022, contámos 72 adolescentes com idades compreendidas entre os 15 e os 19 anos que deram à luz no serviço de ginecologia-obstetrícia da maternidade e neonatologia de Monastir, num total de 4 487 partos. Entre estas 72 adolescentes, contámos 3 jovens mães solteiras, ou seja, 4,17% das adolescentes. A análise da literatura internacional mostra resultados variáveis consoante a origem e o período dos estudos, mas em todos os casos os números são superiores aos nossos.

Quadro 9: Frequência de partos de adolescentes em séries estrangeiras selecionadas.

autores	País	período de estudo	grupo etário	NASCIMENTOS NA ADOLESCÊNCIA (%)
OMS [4]	No mundo	2008	15à19	11
Kakudji et al [11]	Lubumbashi (RDC)	2014	<20	2.63
Alouini S et al,[12]	França (Loiret)	2012	10 à19	2.38
L.genest et al [13]	França (Seine saintDenis)	2007 à 2011	12 à 17	1.42
A nossa série	Tunísia	2022	15 à 19	0,47

II. Caraterísticas epidemiológicas

1. Idade

As idades das nossas 72 raparigas adolescentes variavam entre os 15 e os 19 anos. A maioria encontrava-se no grupo etário dos 19 anos, com uma idade média de 18,6 anos.

Quadro 10: Idade das raparigas adolescentes segundo os autores tunisinos.

Autores	Grupos etários (anos)	Idade média (anos)
ALA'A SHABANEH [13]	14à19	17,7
EL HAJJ [12]	16à19	17,7
A nossa série	15à19	18,6

Tabela 11: Idade das raparigas adolescentes de acordo com autores estrangeiros.

Autores	País	Ano	Faixa etária	Idade média
GIARDINO [14]	Canadá	2008	14à19	17,9
S.alouini et al [12]	França (Departamento de Loiret)	2012	10 à 19	16.5
Kakudji luhete et al [11]	Congo (Lubumbashi)	2014	<20	17,6±1.2

2. Estado civil

A idade legal para casar na Tunísia é de 18 anos, de acordo com o código matrimonial tunisino. estatuto pessoal [15] Na amostra estudada, verificou-se que 69 dos 73 adolescentes eram casados (95,83%) e que a maioria tinha casado antes dos 18 anos. Foram registadas três mães solteiras (4,17%), ou seja, uma taxa de 0,47 ‰ em relação ao total de nascimentos. Se compararmos as taxas de raparigas adolescentes solteiras da nossa série e das séries dos países árabes muçulmanos com as séries ocidentais [11-12-13], encontramos taxas extremamente diferentes. Este facto pode ser explicado pela má perceção da situação da rapariga grávida solteira devido às referências religiosas e ao peso da sociedade, que condenam as relações ilegítimas.

3. Perfil socioeconómico e cultural

As adolescentes grávidas provêm frequentemente de meios social, económica ou culturalmente desfavorecidos, pelo que se coloca a questão de saber se a gravidez precoce é um fenómeno cultural. Esta observação foi amplamente aceite por sociólogos, mas também por médicos, que falam do casamento precoce e da maternidade entre as jovens como uma resposta a uma dimensão cultural importante. O professor Michel Uzan refere-se ao conceito de "gravidez cultural", que é muito caraterístico neste caso: em muitas sociedades africanas, da Europa de Leste e do Norte de África, ter um filho é muito valorizado. A gravidez é um rito de passagem durante o qual as jovens se tornam mulheres adultas. As gravidezes são muitas vezes planeadas e esperadas por um casal ou uma família [14]. Na nossa série, 72,22% das raparigas adolescentes tinham abandonado o ensino secundário, enquanto 27,78% tinham frequentado apenas o ensino primário. A maioria pertencia a um nível socioeconómico baixo (56,94%), em comparação com 37,50% de alunos de nível médio e 5,56% de meios abastados. 77,78% das raparigas adolescentes não têm profissão, contra 20,83% de operárias e 1 estudante (1,39%).

4. História ginecológica e obstétrica

A maioria dos estudos mostra que a taxa de primigestas é sempre dominante [16-14-11-10]. Na nossa série, 83,33% das jovens mães eram mães pela primeira vez. A paridade média foi de 1,09. O antecedente ginecológico mais comum foi o aborto: 6.94%. Este facto pode dever-se à fraca adesão à contraceção por parte das adolescentes. Entre as nossas adolescentes, apenas 3 tinham utilizado um método contracetivo pelo menos uma vez (a pílula), em comparação com 69 que nunca tinham tentado a contraceção.

5. O patrono

Os pais são frequentemente mais velhos do que as mães, com uma idade média de 29,5 anos e extremos que vão dos 20 aos 38 anos. A diferença média de idades é de 9,7 anos. Existem poucos dados sobre os pais das adolescentes, tanto na série estrangeira como na tunisina, talvez devido ao pouco interesse demonstrado pela equipa de saúde pelos cônjuges das adolescentes, tanto mais que estes nem sempre estão presentes.

III. Estudo da gravidez

1. Acompanhamento da gravidez

19,44% das raparigas adolescentes não tiveram o número de CPN recomendado na Tunísia (5 CPN), em comparação com 80,56% que tiveram uma gravidez monitorizada regularmente. Noutros países africanos, também se observou que as gravidezes de adolescentes são mais frequentemente mal controladas do que as de mulheres adultas [17-18]. Este fenómeno também se verifica nos países em desenvolvimento, apesar do contexto social mais privilegiado; em 2012, em França, por exemplo, 23,52% tiveram menos de quatro consultas pré-natais, 41,17% consultaram entre 4 e 6 vezes durante a gravidez e 35,29% tiveram mais de 7 consultas pré-natais [14]. De facto, a literatura tende a mostrar que, em geral, as gravidezes em menores são menos bem monitorizadas do que as gravidezes em adultas, sem que seja feita uma distinção precisa quanto à idade destas adolescentes[14].

2. Patologias durante a gravidez

Segundo a OMS, uma primeira gravidez numa rapariga muito jovem é arriscada e estima que, embora a taxa de nascimentos de adolescentes represente 11% de todos os nascimentos a nível mundial, é responsável por 23% da carga global de morbilidade devida à gravidez e ao parto em mulheres de todas as idades[4], como a anemia, a hipertensão, a eclâmpsia e as perturbações depressivas [19-20], mas também para a saúde da criança, incluindo um risco acrescido de baixo peso à nascença, prematuridade, depressão e, consequentemente, maior morbilidade na infância [19-21].

RPM

A rotura prematura das membranas antes do termo é a patologia mais frequente, complicando cerca de 30,56% das gravidezes na nossa série de adolescentes. A frequência desta anomalia pode ser explicada pela hipoplasia uterina, pela falta de prudência das adolescentes, mais expostas a traumatismos, e pela menor frequência de infecções nesta categoria.

Anemia

Para além da puberdade, do crescimento físico e da perda menstrual, a gravidez aumenta as necessidades de ferro, que geralmente não são cobertas pela dieta, e a anemia instala-se. Na nossa série, 19 raparigas adolescentes (26,39%) apresentavam anemia.

Hipertensão induzida pela gravidez

Vários autores reconhecem a elevada frequência de hipertensão arterial em mulheres muito jovens e citam a imaturidade biológica e endócrina, a primigrávida e a falta de vigilância pré-natal como factores determinantes na ocorrência de síndromes vasculo-renais. Em nossa casuística, a hipertensão arterial foi encontrada em apenas 3 parturientes. Não houve casos de pré-eclâmpsia.

Diabetes gestacional

Em nossa casuística observamos 7 casos de DMG, ou seja, uma taxa de 9,72%, sendo 3 casos de DMG com dieta e 4 casos com insulina. Nossos resultados contradizem os da literatura, que afirmam que as adolescentes têm menor risco de desenvolver diabetes gestacional por serem mais freqüentemente primíparas e terem menos sobrepeso. Leppalahti et al [21] também encontraram menos DMG em adolescentes do que em mulheres adultas, mas as diferenças não foram significativas.

Prematuridade

Em nosso estudo, 13,89% das gestações foram complicadas por DAP. Outros estudos também encontraram uma taxa mais elevada de prematuridade em adolescentes [22,23], associada a cuidados perinatais inadequados [24,25] e a outros factores associados, como o tabagismo, a toxicodependência e as más condições socioeconómicas [13-26]. Scholl et al demonstraram que engravidar numa idade ginecológica jovem, ou seja, iniciar uma gravidez nos dois anos seguintes à menarca, predispõe as adolescentes à imaturidade subclínica da vasculatura uterina, que pode ser responsável pelo nascimento pré-termo [27].

IV. Trabalho de parto e parto

1. Apresentações

Verificamos que a apresentação cefálica do vértex é a mais frequente 68 com uma taxa de 94,44%, a frequência da apresentação do assento é de 4,17% (1 assento completo + 2 assentos incompletos), verificámos também uma apresentação transversal ou 1,39%. A literatura tunisina, em consonância com a literatura estrangeira, constata que a idade jovem não tem influência sobre o tipo de apresentação observado durante o trabalho de parto [10].

2. O trabalho

Como começa o trabalho e como evolui :

Em nossa casuística, 83,33% das mães entraram em trabalho de parto espontaneamente, contra 16,76% que entraram em trabalho de parto artificialmente. O motivo mais frequente para o desencadeamento foi a RPM prolongada com bispo desfavorável.

- Complicações do parto

De acordo com Henrion [28], o trabalho de parto distócico pode ser explicado por :

A hipoplasia uterina pode perturbar a progressão do trabalho de parto ao causar distocia dinâmica.
*O útero contrai-se mal.

*A dilatação é fraca.

Um ligeiro estreitamento pélvico com desproporção feto-pélvica pode levar ao prolongamento excessivo do trabalho de parto, o que, na ausência de intervenção, pode causar sofrimento fetal ou morte in utero, rutura uterina ou fístula vesico-vaginal.
Das 66 pacientes para as quais a via vaginal foi aceite: 7 adolescentes tiveram distócia dinâmica
Apenas 1 adolescente sofreu distócia mecânica. A SFA complicou 20% dos partos.

3. **Método de entrega**

Quadro 13: Métodos de parto segundo os autores tunisinos.

Autores	Idade	V/B espontâneo	Extracções instrumentais	C/S
	(anos)	(%)	(%)	(%)
O hajj	<19	76.9%	8.5%	14.6%
Shabeneh	<19	76.3%	8.5%	15.2%
A nossa série	<20	78%	3%	19%

Verificou-se uma taxa de cesarianas mais elevada do que na população em geral. Um estudo realizado na RDC entre 2013 e 2014 mostrou que as cesarianas eram significativamente mais frequentes nas mulheres com menos de 20 anos do que nas mulheres entre 20 e 34 anos [11]. Esta tendência também foi encontrada noutros estudos [28,29], alguns dos quais registam uma taxa significativamente mais elevada de cesarianas em adultos, enquanto outros não encontram diferenças significativas.

4. **Estado do períneo**

A episiotomia foi efectuada em quase 97% dos casos. Apenas 2 parturientes deram à luz sem episiotomia. Esta taxa explica-se pela ausência de preparação do períneo para o parto e, por conseguinte, pela prática quase sistemática da episiotomia nas mulheres primíparas. A elevada incidência de lacerações nas adolescentes explica-se pelo facto de os tecidos moles serem imaturos e terem uma flexibilidade reduzida.

Algumas publicações encontraram uma diferença na taxa de partos intactos dependendo da raça da parturiente, da idade gestacional no momento do parto e do peso do recém-nascido [30].

V. Cuidados pós-natais

Nos países de baixo e médio rendimento, as complicações da gravidez e do parto são a principal causa de morte entre as mulheres com idades compreendidas entre os 15 e os 19 anos [4].

Complicações

A maioria (69%) das adolescentes que deram à luz no nosso serviço teve complicações pós-parto simples. 31% das adolescentes tiveram complicações pós-parto. A maioria dos autores concorda com a benignidade e raridade das complicações pós-parto em adolescentes e com a ausência de diferenças significativas entre adolescentes e mulheres mais velhas [11].

Internamento hospitalar pós-parto

A duração média do internamento hospitalar após um parto vaginal é de 2,09 dias e de 3 dias para uma cesariana, ou seja, 2,3 dias independentemente do método de parto. Em França, a duração média de hospitalização após um parto normal, independentemente da idade da adolescente, é de 5 dias [31] e em Inglaterra a duração da hospitalização após um parto normal varia entre 6 horas e 2 dias [22].

VI. Bebés recém-nascidos

Estudos sobre a gravidez na adolescência confirmam a competição entre o corpo da mãe adolescente e o corpo do feto por nutrientes, vitaminas e minerais. Isto explica por que razão as adolescentes têm duas vezes mais probabilidades do que as mulheres adultas de ter bebés com baixo peso à nascença e mais probabilidades de dar à luz prematuramente[11]. [De facto, na nossa série, o peso médio dos recém-nascidos de raparigas adolescentes era de 3271,53 g. 8 tinham um peso à nascença inferior a 2500 g, a maioria dos quais eram prematuros. O peso médio está de acordo com as séries tunisinas e estrangeiras [32-33-34-4-5-11-12].

1. Pontuação de Apgar

Estudámos o índice de Apgar no primeiro, quinto e décimo minuto de vida nos recém-nascidos de raparigas adolescentes. A morbilidade neonatal (APGAR <7 No M1 de vida) é grave, revelámos 7 casos com um Apgar <7 no primeiro minuto com um nado-morto e um recém-nascido em estado de morte aparente. É de salientar que 44% dos bebés prematuros tiveram um APGAR <7 no primeiro minuto de vida.

Tabela 14: Distribuição dos recém-nascidos de acordo com a pontuação de Apgar na série da Tunísia.

Pontuação de Apgar Autores	<7 no primeiro minuto (%]	<7 no quinto minuto (%)
O hajj	3.7	1.2
Shabeneh	5.1	2.5
A nossa série	9.7	2.8

Chen [22] verificou que os recém-nascidos de adolescentes com menos de 17 anos tinham um risco mais elevado de ter um índice de Apgar baixo aos 5 minutos. Olausson verificou que o risco de mortalidade neonatal e pós-neonatal aumentava de forma constante com a diminuição da idade materna [35].

2. Anomalias fetais

Um estudo retrospetivo recente realizado na Alemanha encontrou uma maior frequência de malformações cromossómicas, cardíacas ou do tipo laprosquise na população adolescente [36].

Foram detectadas as seguintes anomalias nos recém-nascidos

- Defeitos cardíacos conhecidos durante a gravidez
- Xailes impermeáveis
- Criptorquidia

3. Transferência para a neonatologia

Na nossa série, a taxa de transferência para a neonatologia foi de 21,9%. A principal razão para a transferência foi a AFS (25%), seguida pela suspeita de FMI e DRA (18,75%) e, finalmente, prematuridade e malformações (12,5%). A maioria dos autores [37-38- 7- 39] verificou que a taxa de transferência para a neonatologia é significativamente mais elevada nos adolescentes do que nos grupos de controlo. Este facto pode ser explicado pela elevada incidência de RPM, que conduz mais frequentemente a um parto prematuro, e pela IMF, que também é favorecida pela RPM.

4. Mortalidade perinatal

Um estudo efectuado por Foueliack nos Camarões encontrou um risco de mortalidade perinatal duas vezes mais elevado nos adolescentes do que na população adulta. Estes resultados são coerentes com numerosos estudos [40].

Na nossa série registámos 2 casos de morte neonatal.

VII. Amamentação

De um ponto de vista biológico, a lactação é perfeitamente possível em raparigas adolescentes. Após a exclusão de 2 parturientes cujo fornecimento de leite foi inibido pelo DOSTINEX após a morte dos seus filhos. 32 mães praticaram o aleitamento misto, contra 30 que preferiram o aleitamento exclusivo e 8 que optaram pelo aleitamento artificial. De acordo com o relatório do CPNP, as adolescentes, as mães solteiras e as mulheres com menos educação ou com baixos rendimentos parecem ter mais probabilidades de amamentar os seus bebés do que as mulheres em situações semelhantes na população em geral [41].

RECOMENDAÇÕES

No que se refere à gravidez na adolescência, muitas publicações actuais e académicas enumeram as dificuldades enfrentadas por uma jovem mãe e pelo seu filho. Para evitar estas gravidezes, a OMS [4] emitiu uma série de recomendações sobre as acções a empreender e a investigação a realizar para prevenir as gravidezes precoces e as suas repercussões negativas na saúde reprodutiva.

i. REDUZIR O NÚMERO DE CASAMENTOS ANTES DOS 18 ANOS :

-Os líderes políticos devem adotar e aplicar leis que

proibir o casamento antes dos 18 anos

-Os indivíduos, as famílias e as comunidades devem :

- Manter as raparigas na escola: as raparigas que frequentam a escola têm menos probabilidades de serem

As raparigas são demasiado jovens para se casarem. Levar as raparigas à escola tem um impacto positivo na sua saúde e na dos seus filhos.

- influenciar as normas sociais que apoiam o casamento precoce

ii. EDUCAR OS ADOLESCENTES SOBRE A SUA SEXUALIDADE

Por conseguinte, recomenda-se a realização de :

i. Programas de prevenção baseados em actividades educativas sob a forma de jogos de papéis, projeção de vídeos e grupos de discussão que abordem estes temas devem ser desenvolvidos nas escolas, em especial nas que têm populações mais vulneráveis. Contribuiriam também para reforçar os laços entre os pares e para dar apoio social e afetivo. A OMS afirma que estes programas devem estar ligados a estruturas de aconselhamento e de distribuição de contraceptivos, uma vez que as jovens que passaram por uma gravidez têm um falso conhecimento da contraceção e fazem uma utilização incorrecta da mesma:

iii. Permitir que os adolescentes tenham acesso a serviços de contraceção; Muitas vezes, os adolescentes não procuram serviços de contraceção porque têm medo da estigmatização social ou de serem julgados pelo pessoal médico. Os sistemas de saúde devem ser capazes de responder melhor às necessidades dos adolescentes e ser mais acolhedores.

iv. AUMENTAR A UTILIZAÇÃO DE CUIDADOS QUALIFICADOS DURANTE A GRAVIDEZ, O PARTO E O PERÍODO PÓS-NATAL:

- Informar as raparigas adolescentes e os membros dos seus

as comunidades sobre a importância de cuidados qualificados durante a gravidez, o parto e o período pós-natal: (É importante divulgar informações exactas sobre os riscos associados à falta de acesso a cuidados qualificados, tanto para a mãe como para o bebé, e indicar onde esses cuidados podem ser obtidos)

- Recomenda-se a realização de uma ecografia durante o primeiro trimestre.

recomendado não só para a datação adequada da gravidez e avaliação do risco acrescido d e parto pré-termo

Preparar a jovem futura mãe, o seu parceiro e os pais para as emergências de parto e obstétricas: As adolescentes grávidas devem receber o apoio de que necessitam para estarem bem preparadas para o parto e as emergências obstétricas, nomeadamente através de um plano de parto. A preparação para o parto e para os riscos de emergências obstétricas deve ser parte integrante dos cuidados pré-natais: Os pais e parceiros devem ser envolvidos nas aulas pré-natais.

CONCLUSÃO

A adolescência refere-se a um período de crescimento necessário para atingir a idade adulta. Trata-se de um longo processo, cujo início é marcado pela puberdade. Não se caracteriza apenas pelas mudanças físicas típicas; é um período de vida cheio de transformações emocionais e psicológicas, tão importantes como as de natureza física. Os adolescentes questionam-se sobre a sua identidade e sentem uma necessidade crescente de independência, que encontram na gravidez. Existe uma certa valorização da maternidade, sendo a maternidade a passagem para o estatuto social de mulher e a gravidez o caminho que conduz à feminilidade, a trindade adolescente-mãe-mulher. Por conseguinte, o fenómeno da gravidez na adolescência foi objeto de numerosos estudos e de conclusões contraditórias; alguns estudos consideram a gravidez na adolescência como uma gravidez de alto risco, com complicações maternas, obstétricas, psicológicas e neonatais, que exige medidas de prevenção eficazes e generalizadas. Outros são muito menos alarmistas. Os objectivos do nosso estudo retrospetivo foram Estudar as caraterísticas socioeconómicas e culturais destas adolescentes Avaliar a qualidade do acompanhamento pré-natal da gravidez Estudar a gravidez e o parto na adolescência Avaliar o prognóstico materno-fetal e comparar os nossos resultados com os citados na literaturaRegistámos 72 pacientes com idade inferior a 20 anos num total de 4.487 partos na maternidade e centro de neonatologia de Monastir durante o período de 1er janeiro a 31 de dezembro de 2022, **ou seja, uma frequência de 1,6%.**

Na nossa série, a idade das mães adolescentes variou entre os 15 e os 19 anos, com uma idade média de 18,6 anos. A maioria das jovens mães não tinha profissão. A idade média do pai foi de 29,5 anos, com extremos de 20 e 38 anos, e a diferença média de idade entre pai e mãe foi de 9,7 anos. A maioria das mães era primigesta. A média de Gestité foi de 1,24 e a média de paridade de 1,09. 6,94% tinham antecedentes de aborto e 5,56% de aborto espontâneo. Das 72 adolescentes, apenas 3 tinham tomado contraceção (pílula) pelo menos uma vez (4,17%). 19,44% das adolescentes não foram devidamente vigiadas durante a gravidez A análise das patologias relacionadas com a gravidez mostra que a rutura prematura das membranas é o incidente mais frequente durante a gravidez.

A anemia é também frequente, sendo geralmente uma anemia pré-existente que foi agravada pela gravidez. O parto nas adolescentes parece ser bastante fisiológico, sendo que a maior parte delas entra em trabalho de parto espontaneamente. 55 mães deram à luz a termo, contra 9 que deram à luz a termo prematuro e 8 a termo prolongado. 81% das pacientes deram à luz por via natural e 19% por cesariana. No caso do parto vaginal, a taxa de episiotomia foi de 97%. Dos 72 casos, registaram-se 8 casos de hemorragia pós-parto imediata de gravidade moderada com um desfecho favorável. A duração média do internamento hospitalar é de 2,3 dias, independentemente da via de tratamento.

Parto O período pós-parto decorreu sem complicações para 69% das mulheres. 31% sofreram complicações pós-parto, principalmente anemia, que já estava presente e que foi agravada pelas perdas no parto. O peso médio dos recém-nascidos de mães adolescentes é de 3271,53 g. Ao estudar o índice de Apgar, constatámos 7 casos com um índice inferior a 7 no primeiro minuto. Dos 73 recém-nascidos, 16 foram transferidos para a neonatologia após o nascimento. Registaram-se 2 casos de mortalidade perinatal em bebés muito prematuros. No total, a nossa população não parece ser de alto risco, como referido em alguns estudos, mas é imperativo melhorar a qualidade dos cuidados pré-natais em termos de reforço da vigilância da gravidez, a fim de identificar precocemente as situações de alto risco, para que possam beneficiar de cuidados óptimos e dar à luz em condições óptimas.

BIBLIOGRAFIA

Sylvain bisleau. quand la maternite rencontre l'adolescence :des enjeux psychiques aux enjeux du soin. thesis de medecine.Nante 2012N°119.
Comité de Saúde do Adolescente (Sociedade Pediátrica Canadiana - CPS), O limite de idade entre a adolescência e a idade adulta. Pediatrics&Child health 2003 ;8(9) :578].
Rotten D., GEMIGON O. Contraception et sexualite:particularite liees a l'adolescence.Rev.Prat.(paris),1989;39:4
Organização Mundial de Saúde. Casamento precoce, gravidez na adolescência e mulheres jovens. Sexagésima quinta Assembleia Mundial da Saúde. Ponto 13.4 da ordem de trabalhos provisória; 2012
Soula O., CARIES G., Largeaud M., El Guindi W., Montoya Y. Pregnancy and childbirth in adolescents under 15 J Gyriecol Obstet Biol Reprod 2006; 35 :53-61
Dedecker F, De Bailliencourt T, Barau G et al. Etude des facteurs de risques obstetricaux dans le suivi de 365 grossesses primipares adolescentes l'ile de la Reunion. J Gynecol. Obstet. Biol.de la Reproduction Volume 34, ISSUE7, PART 1,novembro 2005,649-701
Lloki H., KOUBAKA R., ITOUA c., MBEMBA Moutounou G., M. gravidez na adolescência e parto no Congo Gynecol Obstet Biol Reprod 2004 ; 33,1 :37-42M.BELKHERI, S.NADOU, D.ZIAN, A.LAKHDAR, A.CHAOUI. GRAVIDEZ E PARTO NA ADOLESCÊNCIA. LES CAHIERS DU MEDECIN. TOMO VII, N°77. NOVEMBRO 2004
EL HAJJ M. GRAVIDEZ E PARTO EM ADOLESCENTES COM MENOS DE 19 ANOS DE IDADE, 82 CASOS. TESE DE MEDICINA.SFAX2007
Shabaneh a. Gravidez e parto em adolescentes com menos de 19 anos ANS, A PROPOS DE 118 CAS. THESIS DE MEDECINE.MONASTIR 2010 N°.
Kakudji l , oivier m, albert m , etude de pronostic maternet au cours de

l'accouchement chez l'adolescente a lubumashi ,republique democratique du congo,vol9,2017,3 ;4

Alouini S, et alFactores de risco na gravidez, parto e pós-parto de adolescentes no departamento de Loiret. J Gynecol Obstet Biol Reprod2014;8

Genest L, Decroix H, Rotten D, Simmat-Durand L. Maternidade precoce: perfis sociodemográficos de 220 mães adolescentes em Seine-Saint-Denis. J Gynecol Obstet Biol Reprod2014;43:351-60.

GIARDINO J,GONZALEZ A,STEINER M,ET AL.EFFECTS OF MOTHERHOOD ON PHYSIOLOGICAL AND SUBJECTIVE RESPONSES TO INFANT CRIES IN TEENAGE MOTHERS: A COMPARISON WITH NON-MOTHERS AND ADULT MOTHERS.HORM BEHAV.2008 JAN;53(1):149-58

CÓDIGO DE ESTATUTO PESSOAL

MESBAHI, PR.A.CHAOUI, PR.FARHATI Gravidez e parto na adolescência: caraterísticas e perfil (cerca de 122 casos).

Tandu-Umba NF, Yanga K, Mputu L. Profil obstetrical de la maternite precoce a Kinshasa (Zaïre). J Gyn Obstet BiolReprod1983; 12: 873-7

Ba MG, Moreau JC, Cisse ML, Dotou C, Bah MD, Diadhiou F.Les particularites obstetricales de la maternite precoce auCHU de Dakar (À propos de 1 360 cas). Burkina Medical1998; 2: 5-8.9. Djanhan Y, Kodjo R, Gondo D, Abauleth YR, Bohoussou K

Tandu-Umba NF, Yanga K, Mputu L. Profil obstetrical de la maternite precoce a Kinshasa (Zaïre). J Gyn Obstet BiolReprod1983; 12: 873-7

Ba MG, Moreau JC, Cisse ML, Dotou C, Bah MD, Diadhiou F.Les particularites obstetricales de la maternite precoce auCHU de Dakar (À propos de 1 360 cas). Burkina Medical1998; 2: 5-8.9. Djanhan Y, Kodjo R, Gondo D, Abauleth YR, Bohoussou K

Leppälahti S, Gissler M, Mentula M, Heikinheimo O. Is tee-nage pregnancy an obstetric risk in a welfare society? Um estudo de base

populacional na Finlândia, de 2006 a 2011. BMJ Open 2013;3:e003225
CHEN XK, Wen SW, Fleming N, et al. Teenage pregnancy andadverse birth outcomes: a large population based retrospectivecohort study. Int J Epidemiol 2007;36:368-73.
Malabarey OT, Balayla J, Klam SL, et al. Gravidez em jovens mães adolescentes: um estudo de base populacional sobre 37 milhões de nascimentos. J Pediatr Adolesc Gynecol 2012;25:98-102.
Karabulut A, Ozkan S, Bozkurt AI, Karahan T, Kayan S. Perinataloutcomes and risk factors in adolescent and advanced age pregnancies: comparison with normal reproductive age women. JObstet Gynaecol 2013;33:346-50.
Guiot O, Foucan T, Janky E, Kadhel P. Gravidez nas raparigas menores de idade em Guadalupe: um novo inventário. J Gynecol Obstet BiolReprod 2013;42:372-82
Ekwoo EE, Moawad A. Maternal age and preterm birth in a black population (Idade materna e parto prematuro numa população negra). Paediatr Perinat Epidemiol 2000;14:145-51.
Scholl TO, Hediger ML, Salmon RW, Belsky DH, Ances IG. Association between low gynaecological age and preterm birth. Paediatr Perinat Epidemiol 1989;3:357-66.
Henrion r . mutilations genitales feminines, mariages forces et grossesse precoces.bull.acad.natle med,2003,187n°6.
Ayuba II, Gani O. Outcome of teenage pregnancy in the Niger delta of NIGÉRIA. ETHIOP J HEALTH SCI. 2012; 22(1): 45-50.
VENDITELLI F.,GALLOT D. WHAT ARE THE EPIDEMIOLOGICAL DATA CONCERNING EPISIOTOMY.J.GNECOL.OBSTET.BIOL.REPROD 2006:35(SUPPL.AN01):1S12-1S23.
VATRIN E.,FONTAINE A.,LAMBA P.,ENGELMANN P.DUREE DU SEJOUR EN MATERNITE APRES UN ACCOUCHEMENT

NORMAL.J.GYNECOL.OBSTET.BIOL.REPROD 2000 ;29 :94-101Bouajilla M. la grossesse chez l'adolescente.thesis de medecine.tunis1987N°195

mhenni h. grossesse et accouchement chez l'adolescente. thesis de medecine. Monastir 1995.n°260

FELLAH M. GRAVIDEZ E PARTO EM RAPARIGAS ADOLESCENTES COM MENOS DE 20 ANOS. TESE DE MEDICINA.TUNIS 1999.N°86

Olausson PO, Cnattingius S, Haglund B. Teenage pregnancies and risk of late fetal death and infant mortality (Gravidez na adolescência e risco de morte fetal tardia e mortalidade infantil). British Journal of Obstetrics and Gynaecology. 1999; 106: 116-121. Google Scholar

Eckmann-Scholz C, von Kaisenberg CS, Alkatout I, Jonat W, Rajabi-Wieckhorst A. Achados patológicos de ultrassom e risco de anomalias congênitas em gestações de adolescentes. J Matern Fetal Neonatal Med 2012;25:1950-2

CARLES G.,JACQUELIN X.,RAYNAL P.,BETSCH M.,ZOCCARATO A.-M GRAVIDEZ E PARTO EM RAPARIGAS ADOLESCENTES COM MENOS DE 16 ANOS

ANS.J.GYNECOL.OBSTET.BIOL REPROD.1998 ;27 :508-513

COLLIN O. GROSSESSE ET ACCOUCHEMENT CHEZ L'ADOLESCENTE DE MOINS DE 16 ANS EN GUYANE.THESE DE MEDECINE.NANCY 2000 N°65

MAYANDA H.F.,MALONGA H., DJOUOB S., NZINGOULA S. NOUVEAU-NES DE MERES ADOLESCENTES AU CONGO.REV.DE PED.,T.XXVI, NOVEMBER 1999, P.307-314

Fouelifack FY, Tameh TY, Mbong EN, Nana PN, Fouedjio JH, Fouogue JT, Mbu RE. Resultados dos partos entre as raparigas adolescentes no hospital central de Yaoundé. BMC Pregnancy Childbirth. 2014 Mar 17; 14: 102.HEALTH CANADA.CANADIAN PRENATAL NUTRITION PROGRAM.1998 QIC REPORT.

APÊNDICE

Ficha de estudo

I. Identificação

II. Origem

1. Cidade de Monastir
2. Delegação de Monastir
3. Outras províncias

III. Idade

IV. Idade do cônjuge

V. **Estado civil**

1. Casado
2. Individual
3. Outros

VI. Nível de educação

1. Primário
2. Secundário
3. Superior
4. Analfabeto

VII. Profissão

VIII. Nível socioeconómico

1. Baixa
2. Médio
3. Fácil

IX. Antecedentes

1. Médico
2. Cirúrgico
3. Ginecológico

- RDP

- Gestão
- Paridade
- Aborto
- ABORTO
- Outros...

X. Contraceção

1. Não
2. Sim

- Pílula
- DIU
- Outros

XI. Gravidez atual

1. DDR
2. Tipo de gravidez
3. Número de NPCs
4. Preparação para o parto

- Sim
- Não

5. Patologia relacionada com a gravidez

- Sem patologia
- Infeção do trato urinário
- Anemia
- Hipertensão induzida pela gravidez/pré-eclâmpsia
- Diabetes gestacional
- RPM
- MAPA
- RCIU
- Anomalia do líquido amniótico
- Prazo adiantado/excedido
- Outros

XII. Trabalho de parto e parto

1. Trabalho

a. Como começar a trabalhar

- Espontâneo
- Prostaglandinas
- Oxitocina

b. Total de horas de trabalho

c. Complicações do parto

- Distócia dinâmica
- Distócia mecânica
- SFA

d. Apresentação durante o trabalho

- Cefálico
- Assento
- Transversal

2. Nascimento

a. Modo

- Parto vaginal espontâneo
- Voz de baixo instrumental
- Cesariana programada

➔Indicação(ões)

- Cesariana de emergência

➔Indicação(ões)

b. Do termo da gravidez ao parto

- Eventualmente
- Termo prematuro
- Data de vencimento vencida

c. Episiotomia

- Sim

- Não

d. Lesões do períneo

- Não
- Vagina
- Rectum
- Colarinho
- Outros...

3. Entrega

a. Modo

- Espontâneo
- Dirigido
- Artificial

b. Placenta

- Completo
- Incompleto

c. Hemorragia pós-parto imediata

- Não
- Sim

Controlo e desenvolvimento

XIII. **Cuidados pós-natais**

1. Suites simples
2. Sequelas complicadas

- Febre isolada
- Infecções
- Endometrite
- Anemia
- Tromboflebite
- Outros

3. Duração do internamento hospitalar

XIV. **Recém-nascido**

1. Género
2. Peso
3. Apgar
- M1
- M5
- M10
4. Reanimação
- Ausente
- Ligeiro
- Pesado
5. Transferência para a neonatologia

a. Sim

- Indicação(ões)

b. Não

6. Mortalidade perinatal Aleitamento materno

1. Exclusivo maternal
2. Misto
3. Artificial

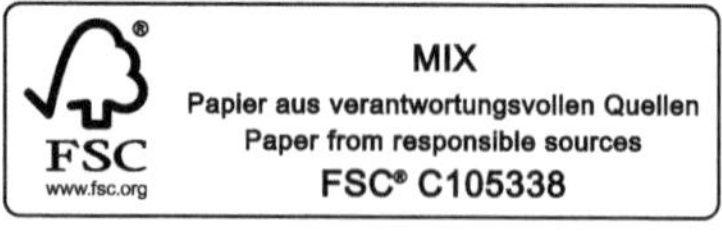

Printed by Books on Demand GmbH, Norderstedt / Germany